DE L'OPPORTUNITÉ

DE

LA THORACENTÈSE

PAR

LE DOCTEUR F. GUYÉNOT

Médecin de l'Hôtel-Dieu
Membre de la Société des Sciences médicales
Ancien chef de clinique médicale
à l'Ecole de médecine
de Lyon.

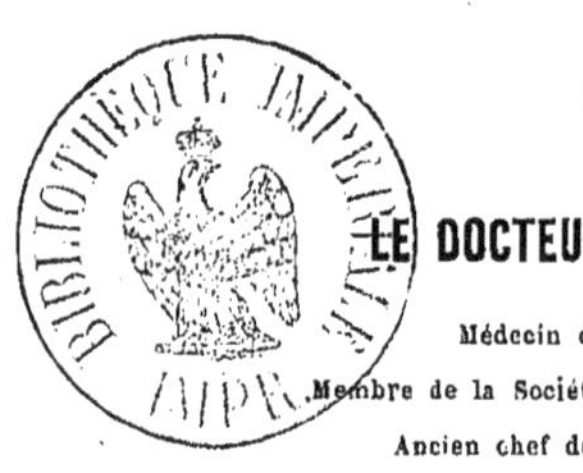

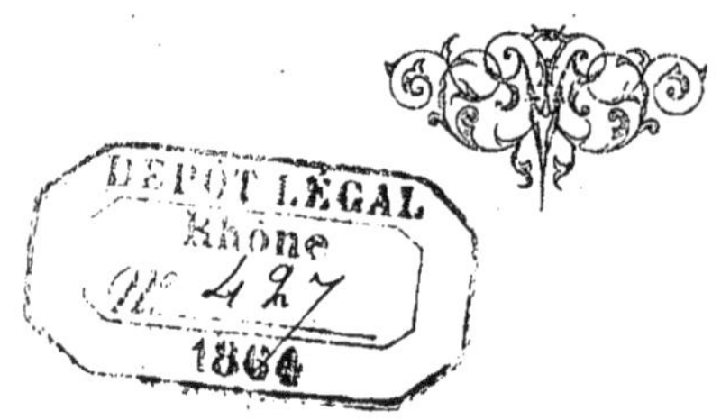

LYON

IMPRIMERIE D'AIMÉ VINGTRINIER
RUE DE LA BELLE-CORDIÈRE, 14

1864

DE L'OPPORTUNITÉ

DE

LA THORACENTÈSE.

———

[illegible]

La question de la thoracentèse, en veine d'actualité, vient de susciter à la Société médicale des hôpitaux, une vive et intéressante discussion. Dans cette contribution nouvelle au traitement de l'empyème et de l'épanchement pleurétique, chacun a mis en relief le côté de la question dont il était le plus préoccupé. On a parlé de presque tout ce qui tient à la ponction du thorax ; il s'est dit de bien excellentes choses ; mais une certaine mobilité dans le débat nous a, pour notre part, fait éprouver quelque difficulté à conclure. Si j'ai bonne mémoire, la *Gazette médicale* de Paris, en rendant compte des séances académiques de 1837, sur le même sujet, disait : La discussion s'est terminée sans résultat, ou plutôt elle a eu pour résultat de jeter une grande obscurité sur le degré d'utilité et d'opportunité de la paracentèse thoracique. Certes, nous n'avons nulle envie d'appliquer, en tout ou en partie, cette appréciation à la discussion nouvelle, si pleine d'intérêt par elle-même et par l'autorité de ceux qui y ont pris part. M. Vigla, d'ailleurs, inscrit depuis longtemps, n'ayant pas encore pris la parole, la discussion reste inachevée ; et la protestation de M. Archambaud, contre les conclusions trop restreintes de 1854, formulées dans la même enceinte, nous présage un maintien motivé ou quelque amendement. En attendant ce qu'on peut espérer de la fin du débat, nous essaierons d'en donner la physionomie et d'en dégager les enseignements.

M. le docteur Archambaud communique à la Société deux observations d'épanchement séreux aigu. De ces deux malades, l'un fut ponctionné et guérit, l'autre subit seulement le traitement médical et mourut subitement. La différence des conditions dans lesquelles se trouvaient ces deux pleurétiques est cependant frappante. Celui qui fut sauvé avait cinquante ans, était ataxique depuis longtemps, venait d'avoir un érysipèle de la face. Son épanchement remontait jusqu'à la crète de l'omoplate, il était à gauche ; le cœur était refoulé jusque sous le sternum ; on comptait au moment de la thoracentèse 28 inspirations par minute et 96 pulsations. Celui pour lequel la thoracentèse ne fut pas pratiquée, et qui mourut, n'avait que 34 ans ; il était d'une bonne santé habituelle, avait une pleurésie droite, sans aucun déplacement du cœur, sans réaction fébrile marquée. L'autopsie ne fit trouver qu'un litre et demi d'un liquide citrin dans la plèvre droite ; le lobe supérieur du poumon, exempt de tubercules, était crépitant, le reste de l'organe affaissé. Le poumon, la plèvre gauches et tous les autres organes, scrupuleusement examinés, étaient parfaitement sains ; il n'y avait pas la moindre trace, ni d'embolie, ni d'aucune lésion pathologique. « Après la mort de mon malade, dit « l'auteur, et une fois l'investigation *post mortem* terminée, « je restai avec le sentiment de toute la responsabilité que « m'imposait la mort d'un homme de 34 ans, qui n'avait, « pour toute lésion, qu'un épanchement simple dans la « plèvre. Pourtant il n'y avait eu de ma part, ni négligence, « ni ignorance, et j'ai le droit de me décharger de cette res- « ponsabilité morale, sur le défaut de précision des indica- « tions de la thoracentèse. » L'auteur s'attache ensuite à faire ressortir qu'en prenant pour guide les conclusions du rapport de la commission de 1854, composée de MM. Gendrin, Trousseau, Legroux, Hardy, Marotte, il n'était pas autorisé à pratiquer la ponction.

Ces conclusions importantes, non-seulement pour le débat, mais aussi parce qu'elles reflètent l'opinion, en 1854, des hommes les plus autorisés, méritent d'être citées textuellement :

1° La ponction est de nécessité toutes les fois qu'il y a asphyxie imminente, quels que soient les symptômes concocomitants ;

2° Si la dyspnée et la gêne de la circulation ne sont pas considérables, mais qu'il existe un déplacement notable des viscères, et surtout du cœur ; que cet organe soit rejeté au-delà de la ligne médiane du sternum, la ponction n'est pas aussi immédiatement nécessaire ; mais en tardant trop à la pratiquer, le médecin s'expose à voir une émotion morale, un effort physique déterminer, soit une syncope, soit une congestion pulmonaire rapidement suivie de mort, etc...

— 6 —

3º Lorsque le déplacement des organes spécifiés ci-dessus n'existe pas, on est en droit de penser que la respiration et la circulation s'accoutumeront aux conditions anormales qui leur sont faites, et les médecins, auxquels il répugne de pratiquer la thoracentèse sans sérieuses raisons, prendront le temps de combattre la maladie, source d'épanchement, et trouveront la justification de leur conduite dans des faits nombreux de guérison et même de guérison rapide.

Voilà pour les épanchements séreux aigus. Quant aux chroniques, le rapport les reconnaît moins susceptibles de résorption spontanée ; mais en somme, d'après les conclusions, la ponction ne leur est guère plus souvent applicable.

La temporisation qu'impose ces conclusions, dans plus de la moitié des cas, ne serait-elle qu'une dangereuse prudence ? Ce n'est pas du moins l'opinion de M. Chauffard ; pour lui, en effet, il est fermement convaincu, que si l'on faisait la balance des morts, des récidives, des transformations en épanchements purulents, tôt ou tard mortels après la thoracentèse, et d'autre part, du petit nombre de faits où la mort a eu lieu, faute de cette opération, on la pratiquerait moins souvent. Une statistique comparative, à l'appui de cette assertion, nous eût mieux convaincus, nous qui ne connaissons guère sur le sujet, que celles de MM. Thirial et Lacase Duthier, contraires à cette manière de voir (1).

(1) D'un autre côté, la transformation en pus est beaucoup plus rare que n'a semblé l'admettre M. Chauffard ; dans les deux seuls cas où il l'a vu, M. Moutard-Martin est convaincu que la ponction n'est pas la vraie cause de cette transformation ; puisqu'au moment de l'opération, il a pu reconnaître que le liquide de teinte opaline inclinait au pus.

MM. Guérard et Bourdon partagent l'opinion de M. Chauffard. M. Bourdon n'a jamais eu besoin de recourir à la thoracentèse ; *excepté* pour un malade qu'il a le regret d'avoir vu mourir subitement pour ne l'avoir pas pratiquée.

M. Hérard s'inscrit au contraire parmi les partisans de la thoracentèse ; dans l'épanchement, il croit la mort subite bien plus fréquente que dans la pleurésie sèche ; l'augmentation souvent rapide et fatale du liquide, l'innocuité de la ponction, les succès nombreux qu'elle fournit, l'ont conduit à cette manière de voir. C'est aussi l'opinion du Président de la Société, M. Béhier qui a pratiqué bon nombre de fois la thoracentèse, sans accidents ; si l'opération, comme tout autre moyen, a des indications et des contre-indications, il en est parmi ces dernières qu'on peut omettre sans mauvaises conséquences. Deux fois il a ponctionné des pleurésies de tuberculeux, et leur a procuré ainsi un soulagement qu'on n'aurait obtenu par d'autres moyens que très-difficilement.

M. Woillez cherche à mieux préciser et fait ressortir combien sont différentes les indications formulées, en dehors des opérations dites de nécessité. Il faut opérer, a-t-on dit, lorsque l'épanchement a de la tendance à s'accroître ; lorsqu'il est rebelle à la résorption ; lorsqu'on redoute la transformation du liquide en pus. On a dit encore qu'il fallait opérer lorsque le liquide était séreux ; lorsqu'il était purulent, pour éviter la déformation thoracique. Les uns veulent qu'on agisse quand la pleurésie est aiguë ; d'autres seulement quand elle est chronique. Enfin, une nouvelle indication vient d'être posée par M. Hérard, elle consiste dans l'accroissement très-rapide du liquide.

Pour les pleurésies aiguës, les seules dont l'orateur se soit préoccupé, c'est dans la marche de l'affection que réside l'indication capitale. La mensuration, à l'aide du cyrtomètre, démontre que la capacité de la poitrine augmente pendant dix à quinze jours dans les épanchements les plus aigus, pour diminuer ensuite. D'après ces données, il y a nécessité d'opérer, si, à partir du quinzième ou du vingtième jour au plus de la pleurésie, il se fait une ampliation thoracique insolite révélée par le cyrtomètre; la même obligation se présente au trentième jour dans les pleurésies secondaires, toujours plus lentes dans leur marche. On évitera ainsi d'être surpris par l'ampliation excessive de la poitrine, cause de mort subite dont on n'a pas assez tenu compte. On n'opèrera non plus ni trop tôt, ni trop tard, et l'on ne fera pas d'opérations inutiles.

M. Hérard prend la parole ensuite, il rappelle le point de départ de la discussion et cherche à démontrer combien les morts subites sont plus fréquentes dans la pleurésie que dans toute autre affection. Ces faits malheureux ont atteint un chiffre relativement considérable qui va s'accroissant tous les jours. La thèse toute récente de M. Négrié signale, à côté des faits connus empruntés à Bonnet, Morgagni, Stoll, Requin, MM. Cruveilhier, Trousseau, Oulmont, Monneret, Thirial, Lassègue, Thibierge, Hervieux, etc., d'autres plus récents tirés de la pratique de MM. Duplai, Bernutz, Empis, Bourdon, Blachez, Daga, etc. Dans tous ces faits, il existait un épanchement abondant, et la mort subite est survenue au moment où rien ne la faisait pressentir, alors qu'on attendait un signe qui indiquât la thoracentèse.

Ce signe existait cependant, à lui seul il suffisait pour décider l'opération; c'était un épanchement abondant dans la poitrine. Les autres signes, en effet, sont infidèles; la dyspnée n'est pas un guide sûr; la mort subite a été notée sans déplacement du cœur; l'accroissement rapide de l'é-panchement peut se faire aux dépens du poumon plus forte-ment comprimé.

En résumé, pour M. Hérard :

1º La thoracentèse est formellement indiquée toutes les fois qu'il y a menace de suffocation. Les autres cas doivent être divisés en aigus ou chroniques;

2º Dans les épanchements chroniques, la guérison peut être obtenue à l'aide de la thoracentèse avec ou sans injections iodées; mais c'est l'exception;

3º Dans les pleurésies récentes, avec épanchement modéré, la thoracentèse n'offre ni avantages, ni inconvénients sérieux;

4º Dans les pleurésies récentes, avec épanchement abondant, la thoracentèse est toujours indiquée. L'innocuité de la paracentèse thoracique en elle-même n'est pas mise en doute par l'orateur.

Cette opinion, émise plusieurs fois dans le cours du débat, est pleinement partagée par M. Béhier. Il semble toutefois à M. Gallard qu'on a fait trop bon marché des accidents de la thoracentèse; il ne peut s'empêcher de faire remarquer que, recommandée d'abord contre les épanchements chroniques, puis déclarée inutile; indiquée dans les épanchements excessifs, préconisée plus tard dans presque tous les cas, elle va devenir le traitement régulier de la pleurésie avec épanchement.

Cependant les accidents sont moins rares qu'on ne veut bien le dire; pour sa part, il a vu mourir à quatre heures du soir une malade ponctionnée le même jour, à huit heures du matin. Une perforation du poumon par le trocart, des accidents de péritonite ont également été vus par M. Woillez. Ces accidents, bien que réels, sont rares, suivant M. Béhier, et la perforation du poumon le plus fréquent guérit d'ordinaire par les seuls efforts de la nature ; quant à la péritonite, elle doit être à la charge de l'opérateur, et non de la méthode. Relativement à l'opportunité de la ponction dans les *cas chroniques*, sur laquelle M. Gallard a fait ressortir la divergence d'opinions, l'orateur n'hésite pas, de concert avec MM. Chauffard et Hérard, à considérer la thoracentèse comme inutile le plus souvent, et même nuisible assez fréquemment.

Passant à un autre ordre d'idées, M. Goupil cherche à faire ressortir que la péricardite a joué le plus grand rôle dans les morts subites; que les caillots cardiaques en doivent revendiquer leur part, et qu'en somme, il en reste bien peu pour la syncope.

Si l'on étudie les conditions individuelles, on voit que ce brusque dénouement est survenu chez des sujets tuberculeux (deux fois), chez des sujets atteints de pleurésies simples (dix fois). La nature de l'épanchement n'a pas plus d'importance, car sur ces 12 morts, le liquide était purulent, une fois; séreux, trois fois; louche, une fois; avec de fausses membranes, cinq fois. La compression du poumon ne semble pas non plus avoir grande influence. Enfin, la quantité du liquide n'a pas la gravité qu'on lui attribue généralement.

Trois fois le liquide était modéré, quatre fois il y en avait de un à deux litres ; cinq fois seulement il était abondant. La date de la mort a été du vingtième au quarantième jour, sauf deux fois où elle eut lieu par péricardite au dixième, et une fois au dix-septième de l'entrée, dans une pleurésie latente chez un tuberculeux, c'est-à-dire à une époque qu'on ne pouvait préciser. Il résulte de cet examen qu'on peut, en général, attendre sans danger le quinzième jour pour voir si l'épanchement augmente ou diminue.

M. le président ne clora pas la discussion sans qu'on ait pu entendre M. Vigla qui avait demandé la parole, et dont l'autorité est si grande en cette matière.

Nous avons tâché de transmettre avec impartialité la véritable physionomie du débat, en écartant toutefois les faits incidents qui ne nous ont pas paru y rentrer directement. Si, par erreur, nous avions attribué à quelqu'un des hommes distingués qui y ont pris part des opinions autres que les leurs, nous sommes prêts à en convenir.

Il nous reste à rechercher si les conclusions de 1854 doivent être maintenues, et dans le cas contraire, comment on doit actuellement les modifier.

Qu'on nous permette cependant encore le résumé succinct d'un mémoire intéressant, récemment présenté à la Société impériale de médecine de Lyon par le docteur Vernay. L'auteur, « ayant pratiqué la thoracentèse pour des « épanchements séreux ou purulents dans la plupart des « circonstances qui peuvent se rencontrer, et étant resté « convaincu que cette opération a sauvé la vie à quelques- « uns de ses malades et a été très-utile à beaucoup d'au-

« tres,. inscrit ces faits au chapitre des indications. » Ces
faits, au nombre de dix-neuf, sont groupés en quatre caté-
gories : observations nécessaires, utiles, inutiles, nuisibles.

L'analyse, au point de vue de l'ancienneté de l'épanchement et de la nature de l'affection, a donné pour résultat :
quatorze thoracentèses pratiquées dans le courant ou à la fin
du premier mois, avec onze guérisons et trois morts par
complication de tubercules deux fois, d'état typhoïde une
fois. L'opération pratiquée à une date plus éloignée du
début a donné trois guérisons et trois morts ; dans deux de
ces insuccès existaient comme complication, l'hydropéri-
carde et l'hémothorax. En résumé, vingt thoracentèses,
quatorze guérisons.

Et maintenant, de l'étude des anciens travaux, de l'analyse des faits et des opinions nouvelles, que conclure ? La
thoracentèse a-t-elle gagné du terrain ou en a-t-elle perdu ?
Est-elle une opération grave en elle-même ? Si oui, quand
y recourir ? Si non, quelles sont ses indications, par rapport
au siége, à la quantité, à la nature de l'épanchement ; par
rapport aux conditions du sujet , âge, tempérament, complications ?

La thoracentèse n'est pas par elle-même une opération
grave ; pratiquée depuis Hippocrate, elle n'eût pas ainsi
traversé les ages en se multipliant de plus en plus, si elle
eût vraiment mérité ce reproche. Au point de vue chirur-
gical, elle est aussi bien innocente des graves accidents qu'on
a pu lui imputer. Nous ne voyons pas plus de danger dans la
ponction avec le trocart pénétrant dans la cavité pleurale
que dans la paracentèse abdominale, qui n'est cependant pas

incriminée. La modification du procédé par Reybard, en
préservant de l'introduction de l'air, a rendu l'innocuité plus
grande encore, surtout dans les empyèmes. Les accidents
qu'on a vus se produire, tels que la perforation du poumon,
la péritonite, rares tous deux, sont, le premier ordinaire-
ment sans gravité, l'autre, le fait d'une maladresse de l'opérateur, comme l'a fort bien dit M. Béhier.

On devra donc considérer la thoracentèse comme bénigne
par elle-même, et par conséquent la pratiquer toutes les fois
qu'elle pourra conjurer un danger, guérir un épanchement
rebelle aux autres moyens, abréger la durée d'une compression grave du poumon inapte à recouvrer ensuite complète-
ment ses fonctions.

Cette première conclusion nous semble devoir rester en
dehors de toute considération de qualité du liquide, notion
trop souvent incertaine et qui n'a de valeur qu'après coup
pour l'abstention ou l'emploi des injections iodées. Cette
indication sans valeur écartée, cherchons, pour mieux préciser, à déterminer la conduite à tenir dans les différents
cas qui peuvent se présenter.

1º Dans l'épanchement aigu simple modéré, devra-t-on
ponctionner? Non, car chacun sait que le traitement médical
ou la nature ont toujours suffi.

2º Dans l'épanchement aigu simple abondant? Oui, toutes
les fois qu'il y aura un danger à conjurer, circonstance sur
laquelle nous reviendrons bientôt.

3º Dans l'épanchement aigu simple très-abondant? A plus
forte raison, oui, d'abord par le même motif que précédem-
ment; secondement à cause de la compression du poumon

et de son enveloppement par les fausses membranes, alors qu'il est affaissé sur lui-même.

4° Les épanchements chroniques simples sont rares; à peine méritent-ils une mention. L'organisme exempt d'affection générale ne tolère guère cet état stationnaire qui constitue la chronicité.

Mais, dira-t-on, où finit la période aiguë?

Cette question, comme on a pu le voir, a été diversement résolue; des époques bien différentes ont été assignées. Pour notre part, nous croyons que le désir de préciser a fait ici trop perdre de vue les conditions individuelles. Ce n'est pas à heure fixe que commence la chronicité; mais quand, tout symptôme inflammatoire tombé, on voit un état stationnaire confirmé persister plusieurs jours.

5° Dans les épanchements simples chroniques abondants, on devrait toujours pratiquer la ponction, seul espoir de guérison, puisque tous les autres moyens ont échoué; elle délivre d'une compression funeste un poumon, plus tard carnifié et désormais inutile à la respiration comme à l'hématose.

Mais ici la ponction ne doit plus être faite comme dans l'épanchement simple abondant aigu. Profondément modifiées par le contact prolongé d'un liquide séro-purulent ou purulent, les plèvres ont besoin de subir une nouvelle inflammation. C'est cette heureuse substitution que produit l'injection iodée, qu'achève la ponction répétée à de courts intervalles, quand le premier moyen reste insuffisant.

En résumé, l'indication de la thoracentèse existe quelquefois dans l'épanchement simple aigu abondant, toujours dans l'épanchement simple aigu très-abondant ; toujours dans l'épanchement simple chronique abondant.

Cette proposition, vraie absolument pour la seconde catégorie, n'est applicable à la première, comme nous l'avons déjà dit, que s'il y a un danger à éviter, les fonctions du poumon à sauvegarder.

Cette mort subite, toujours à craindre dans la pleurésie, survient surtout chez les malades atteints d'affections cardiaques, chez les sujets anémiques ou cachectiques, que la phlegmasie prédispose à la formation d'un thrombus par prédominance de la fibrine du sang. Elle se produit plus souvent encore, comme l'ont si bien fait ressortir MM. Béhier et Goupil, du fait de péricardites concomitantes, quelquefois enfin par une syncope que rien ne peut faire prévoir.

C'est pourquoi on devra opérer aussitôt que le liquide sera abondant, toutes les fois qu'on redoutera l'une des complications précédentes ; sans attendre le onzième jour, époque fixée comme moyenne de la mort subite par M. Goupil, à l'aide d'une statistique insuffisante par le nombre et le peu d'analogie des faits.

L'état du poumon comprimé par le liquide, enserré par les fausses membranes, n'indique la thoracentèse qu'à l'époque où la cure elle-même de l'épanchement exige l'opération. La question nous semble donc réduite à ces termes : Quel est le moment le plus opportun pour pratiquer la thoracentèse dans les épanchements aigus abondants, exempts de complication.

M. Woillez a certainement, plus qu'aucun autre, contribué à préciser ce moment. Sans avoir une tendresse aussi exclusive pour le cyrtomètre que son inventeur, nous pensons comme lui que la mensuration, jointe aux autres signes physiques, doit être ici le guide le plus sûr. M. Woillez, étudiant la marche naturelle de l'épanchement aigu, a démontré qu'au vingtième jour, si la résolution doit avoir lieu, le liquide diminue et la voussure avec lui; sinon l'épanchement reste stationnaire ou augmente après ce terme et produit des accidents que la ponction seule peut conjurer. Ce sera donc après le vingtième jour, quand le liquide restera stationnaire ou augmentera, qu'il faudra s'y décider.

Resterait à rechercher les conditions qui influent sur la gravité de la thoracentèse. Contentons-nous de rappeler qu'elles sont surtout individuelles. Les données qui précèdent pourront s'appliquer, selon nous, à des tuberculeux, des cancéreux, par exemple, quand on trouvera chez eux des pleurésies de tuberculeux ou de cancéreux, et non pas des pleurésies tuberculeuses ou cancéreuses, et qu'en outre l'opération pourra leur être utile pour un temps assez long.

Et maintenant la thoracentèse a-t-elle gagné du terrain par la discussion de la Société médicale des Hôpitaux? Cela n'est guère douteux, même en restreignant le domaine qu'il nous a semblé logique de lui faire, après lecture attentive du débat.

Ceux du moins qui ne partagent pas cet avis y trouveront des documents importants, capables de modifier un peu leurs convictions.

Lyon. — Imp. d'Aimé Vingtrinier.